BEI GRIN MACHT SICH IHR WISSEN BEZAHLT

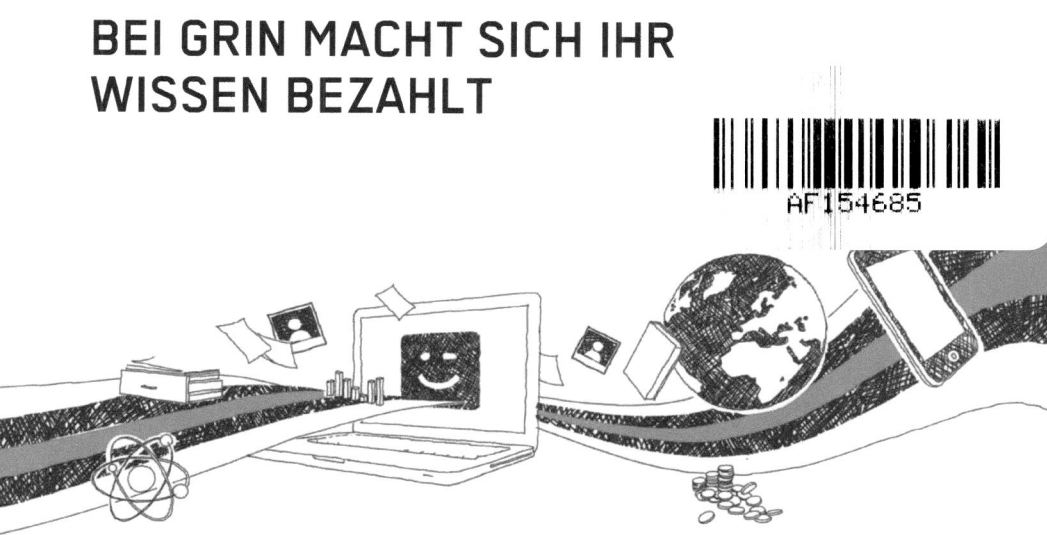

- Wir veröffentlichen Ihre Hausarbeit, Bachelor- und Masterarbeit

- Ihr eigenes eBook und Buch - weltweit in allen wichtigen Shops

- Verdienen Sie an jedem Verkauf

Jetzt bei www.GRIN.com hochladen und kostenlos publizieren

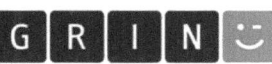

Bibliografische Information der Deutschen Nationalbibliothek:

Die Deutsche Bibliothek verzeichnet diese Publikation in der Deutschen National-
bibliografie; detaillierte bibliografische Daten sind im Internet über http://dnb.d-
nb.de/ abrufbar.

Impressum:

Copyright © 2013 GRIN Verlag, Open Publishing GmbH
Druck und Bindung: Books on Demand GmbH, Norderstedt Germany
ISBN: 978-3-668-03089-3

Dieses Buch bei GRIN:

http://www.grin.com/de/e-book/305158/uebergewicht-und-adipositas-bei-kindern-
und-jugendlichen-in-deutschland

Verena Schmid

Übergewicht und Adipositas bei Kindern und Jugendlichen in Deutschland

GRIN Verlag

GRIN - Your knowledge has value

Der GRIN Verlag publiziert seit 1998 wissenschaftliche Arbeiten von Studenten, Hochschullehrern und anderen Akademikern als eBook und gedrucktes Buch. Die Verlagswebsite www.grin.com ist die ideale Plattform zur Veröffentlichung von Hausarbeiten, Abschlussarbeiten, wissenschaftlichen Aufsätzen, Dissertationen und Fachbüchern.

Besuchen Sie uns im Internet:

http://www.grin.com/

http://www.facebook.com/grincom

http://www.twitter.com/grin_com

Hochschule Ludwigshafen am Rhein

Fachbereich I

– Management, Controlling, HealthCare –

Studiengang:

"Versorgungssteuerung im Gesundheitswesen - Health Care Management"

Thema:

Übergewicht und Adipositas bei Kindern und Jugendlichen

in Deutschland

Vorgelegt von:

Verena Schmid

Eingereicht im Dezember 2013

Management Summary

Die vorliegende Seminararbeit befasst sich mit der Thematik von Übergewicht und Adipositas im Kindes- und Jugendalter in Deutschland, was mit Herausforderungen an Politik, Wissenschaft und Gesellschaft einhergeht. Das Ziel dieser Seminararbeit ist es diese gesamtgesellschaftliche Herausforderung vorzustellen und Wege zur Bewältigung zu diskutieren. In Kapitel 2 wird dafür zunächst Übergewicht und Adipositas definiert und klassifiziert. Anschließend werden die BMI-Referenzwerte für deutsche Kinder und Jugendliche dargestellt. Kapitel 3 gibt einen vertiefenden Einblick in die Epidemiologie. Hierzu wird der Fokus zunächst auf das internationale Geschehen gelegt, ehe auf die Prävalenz innerhalb Deutschlands näher eingegangen wird. Im Anschluss werden die Risikofaktoren dargestellt, die sich in nicht beeinflussbare und potenziell beeinflussbare Risikofaktoren unterteilen lassen. Der Fokus des vierten Kapitels liegt auf der Betrachtung der Folgen von Übergewicht und Adipositas. Zunächst erfolgt eine Darstellung der medizinischen Folgen, bevor auf psychische und psychosoziale Faktoren eingegangen wird. Zur Abrundung werden abschließend die ökonomischen Folgen aufgezeigt. Das fünfte Kapitel beschreibt Behandlungs- und Präventionsmöglichkeiten, indem Aspekte der Behandlung aufgezeigt und hinsichtlich der Grenzen und Möglichkeiten diskutiert werden. Daraufhin werden präventive Maßnahmen beleuchtet und mögliche Perspektiven dargestellt. Abschließend werden im letzten Kapitel die Ergebnisse kurz zusammengefasst und es wird ein Ausblick gegeben. Insgesamt zeigt die vorliegende Arbeit, dass Übergewicht und Adipositas bei Kindern und Jugendlichen Anforderungen an wirksame und kosteneffektive Präventions- und Behandlungsmethoden mit Langzeitperspektive stellt. Durch gesamtgesellschaftliches Handeln kann den Herausforderungen von Übergewicht und Adipositas im Kindes- und Jugendalter begegnet werden.

Inhaltsverzeichnis

Abbildungsverzeichnis

Abkürzungsverzeichnis

AGA	Arbeitsgemeinschaft Adipositas im Kindes- und Jugendalter
BMI	Body-Mass-Index (Körper-Masse-Index)
BzGA	Bundeszentrale für gesundheitliche Aufklärung
bzw.	beziehungsweise
DEGS	Studie zur Gesundheit Erwachsener in Deutschland
d.h.	das heißt
e.V.	eingetragener Verein
f.	folgende Seite
ff.	fortfolgende Seite
GEDA	Gesundheit in Deutschland aktuell
GKV	Gesetzliche Krankenversicherung
Hrsg.	Herausgeber
KiGGS	Kinder- und Jugendgesundheitssurvey
OECD	Organisation for Economic Cooperation and Development
o.J.	ohne Jahr
RKI	Robert-Koch-Institut
S.	Seite
SÖS	sozioökonomischer Status
Vgl.	Vergleich
WHO	World Health Organisation (Weltgesundheitsorganisation)
z. B.	zum Beispiel

1. Einleitung

Die Anzahl übergewichtiger und adipöser Kinder in Deutschland hat in den letzten 20 Jahren deutlich zugenommen. Familiäre Einflüsse, genetische- und soziale Faktoren sowie körperliche Inaktivität und Veränderungen der Energieaufnahme gelten als Hauptverursacher für eine steigende Tendenz übergewichtiger und adipöser Kinder und Jugendlicher. Doch was bedeutet dieser Prozess für unsere Gesellschaft? „Auch dicke haben eine Seele" – so heißt ein im Jahr 2004 erschienener Aufklärungsfilm zum Thema Übergewicht und Adipositas bei Kindern und Jugendlichen, in dem unter Mitwirkung Betroffener Ursachen und Auswirkungen von Übergewicht thematisiert werden. Dieser Film verdeutlicht, dass Betroffene selbst neben physischen Erkrankungen vor allem unter sozialen und psychischen Folgen leiden. Doch nicht nur unter Individualaspekten bringt Übergewicht und Adipositas wandelnde Umstände mit sich, auch Politik, Wissenschaft und Gesellschaft müssen in diese Diskussion eingebunden werden. Um die gesamtgesellschaftlichen Herausforderungen in der Gegenwart und für die Zukunft abschätzen zu können, bedarf es einer Analyse des Ausmaßes von Übergewicht und Adipositas sowie deren Versorgungsgegebenheiten und -anforderungen. Aus den daraus resultierenden Daten gilt es Lösungsansätze oder Lösungsmöglichkeiten aufzuzeigen und zu diskutieren.

Die folgende Arbeit gliedert sich in sechs Kapitel. Im Anschluss an dieses einleitende Kapitel werden im zweiten Kapitel Übergewicht und Adipositas definiert und klassifiziert. Hierzu werden die beiden Begriffe zunächst voneinander abgegrenzt und anschließend die Klassifikation nach Gewicht-Längen-Inzides vorgenommen. Welche BMI-Referenzwerte speziell bei deutschen Kindern und Jugendlichen Anwendung finden, wird im letzten Teil des Kapitels behandelt.

Das dritte Kapitel gibt einen vertiefenden Einblick in die Epidemiologie. Hierzu wird der Fokus zunächst auf das internationale Geschehen gelegt, ehe auf die Prävalenz innerhalb Deutschlands näher eingegangen wird. Im Anschluss werden die Risikofaktoren dargestellt, die sich in nicht beeinflussbare und potenziell beeinflussbare Risikofaktoren unterteilen lassen.

Der Fokus des vierten Kapitels liegt auf der Betrachtung der Folgen von Übergewicht und Adipositas. Da diese ein breites Spektrum umfassen erfolgt zunächst eine Darstellung der medizinischen Folgen, ehe auf psychische und psychosoziale Faktoren eingegangen wird. Zur Abrundung werden abschließen die ökonomischen Folgen aufgezeigt.

Das fünfte Kapitel beschreibt Behandlungs- und Präventionsmöglichkeiten, indem Aspekte der Behandlung aufgezeigt und hinsichtlich der Grenzen und Möglichkeiten diskutiert werden. Daraufhin werden präventive Maßnahmen beleuchtet und mögliche Perspektiven dargestellt.

Das letzte Kapitel zieht ein Resümee der gewonnen Erkenntnisse. Hierzu wird ein Fazit und ein Ausblick zum Thema „Übergewicht und Adipositas bei Kindern und Jugendlichen" formuliert.

2. Definition und Klassifikation

Aufgrund dessen, dass die beiden Begriffe „Übergewicht" und „Adipositas" häufig fälschlicher-weise synonym verwendet werden, werden diese im Folgenden zunächst definiert und vonei-nander abgegrenzt (Unterkapitel 2.1). Da die genaue Definition von Übergewicht und Adipositas die Klassifikation nach Gewicht-Längen-Inzides erfordert, wird diese in Unterkapitel 2.2 näher erläutert. Abgerundet wird das zweite Kapitel durch die Betrachtung der BMI-Referenzwerte für deutsche Kinder und Jugendliche (Unterkapitel 2.3).

2.1 Definition von Übergewicht und Adipositas

Übergewicht liegt vor, wenn die körperhöhenbezogene Körpermasse gegenüber der entspre-chenden Alters- und Geschlechtsnorm ein bestimmtes Maß übersteigt (Vgl. Kronmeyer-Hauschild, 2005, S. 4). Damit ist Übergewicht an sich zunächst nicht als Krankheit zu sehen (Vgl. Benecke, Vogel, 2003, S. 7). Demgegenüber liegt eine Adipositas vor, wenn der Anteil von Körperfett an der Gesamtkörpermasse über eine bestimmte Grenze erhöht ist (Vgl. Becker, Zipfel, 2013, S. 269; Barlow, Dietz, 1998, S. 2). Allerdings wird die Adipositas von der WHO (World Health Organisation) seit 1997 als eine ernst zu nehmende Erkrankung angesehen, wenngleich im deutschen Gesundheitssystem Adipositas nicht als Erkrankung definiert wird und damit die Übernahme der Behandlungskosten seitens der GKV (Gesetzliche Krankenversiche-rung) ausgeschlossen wird (Vgl. Holzapfel, Hauner, 2013, S. 390; Schorb, Helmert, 2011, S. 31 f.). Da im Unterschied zum Übergewicht die Adipositas über die Körperfettmasse definiert wird sind Übergewichtige nicht zwangsweise adipös, allerdings ist eine Adipositas zumeist mit Über-gewicht verbunden (Vgl. Kronmeyer-Hauschild, 2005, S. 4). Um Übergewicht und Adipositas definieren zu können muss daher die Fettmasse bestimmt werden und es muss festgelegt wer-den, ab welcher Größenordnung eine erhöhte Fettmasse vorliegt (Vgl. Kronmeyer-Hauschild, 2005, S. 4).

2.2 Klassifikation nach Gewicht-Längen-Inzidenz

Um die Fettmasse exakt ermitteln zu können benötigt es kostenintensive und aufwendige direk-te Methoden, die eng mit der Fettmasse korrelieren und unabhängig von der Körpergröße sind. Daher wird auf verschiedene indirekte Methoden der Körpergewichts-Körperhöhens-Indizes zurückgegriffen (Vgl. Kronmeyer-Hauschild, 2005, S. 4). Zur Feststellung, bzw. Abschätzung der Fettmasse empfiehlt die WHO somit die Verwendung des BMI, welcher sich wie folgt be-rechnet:

BMI = Gewicht (kg) / Größe (m2)

Werte zwischen dem Bereich von 25 bis 29,99 gelten als Übergewichtig und Werte ab 30 be-schreiben das Vorliegen einer Adipositas, diese in drei Schweregrade unterteilt wird (Vgl. Abbil-dung 1) (Vgl. WHO, 2013a, WHO 2013b).

Abbildung 1: BMI-Klassifikation

Kategorie	BMI (kg/m²)
Untergewicht	<18,50
Normalgewicht	18,50 – 24,99
Übergewicht	≥ 25,00 – 29,99
Adipositas Grad I	30,00 – 34,99
Adipositas Grad II	35,00 – 39,99
Adipositas Grad III	≥ 40,00

Quelle: Eigene Darstellung, basierend auf WHO, 2013b.

Die Anwendung des BMI zur Definition von Überwicht und Adipositas ist für Kinder und Jugend-liche nicht ideal, wird allerdings sowohl von der „Childhood Group" der „International Obesity Task Force" (IOTF) als auch von der „European Childhood Obesity Group" als zureichende Anwendung empfohlen (Vgl. Wabitsch, Kunze, 2012, S 18; Fröschl, Haas, Wirl, 2009, S.12). Allerdings müssen bei Kindern und Jugendlichen zur Beurteilung des BMI-Wertes neben dem Körpergewicht und der Körpergröße auch das Alter und das Geschlecht berücksichtigt werden, da aufgrund der Entwicklungen im Kindes- und Jugendalter diese Faktoren einen wesentlichen Einfluss auf die prozentuale Körperfettmasse nehmen (Vgl. BzGA, o.J.; Fröschl, Haas, Wirl, 2009, S.13 f.).

2.3 BMI-Referenzwerte für deutsche Kinder und Jugendliche

Die Arbeitsgemeinschaft Adipositas im Kindes- und Jugendalter (AGA) verwendet hierzu popu-lationsspezifische Referenzwerte für das Kindes- und Jugendalter, anhand dieser individuelle alters- und geschlechtsspezifische BMI-Perzentile eingeschätzt werden (Vgl. Abbildung 2 und 3) (Vgl. Wabitsch, et al., 2013, S. 368; Kurth, Schaffrath Rosario, 2007, S. 736 ff.).

Abbildung 2: Perzentile für den BMI für Mädchen im Alter von 0-18 Jahren

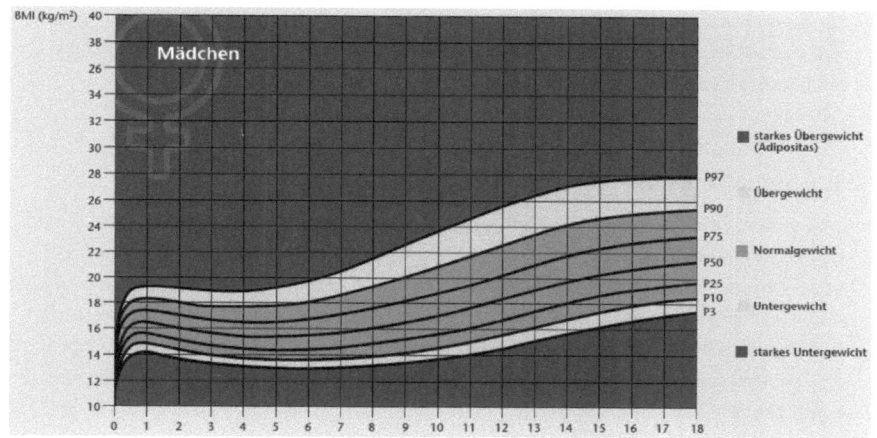

Quelle: Vgl. Kromeyer-Hauschild, 2001, S. 807 ff.

Abbildung 3: Perzentile für den BMI für Jungen im Alter von 0-18 Jahren

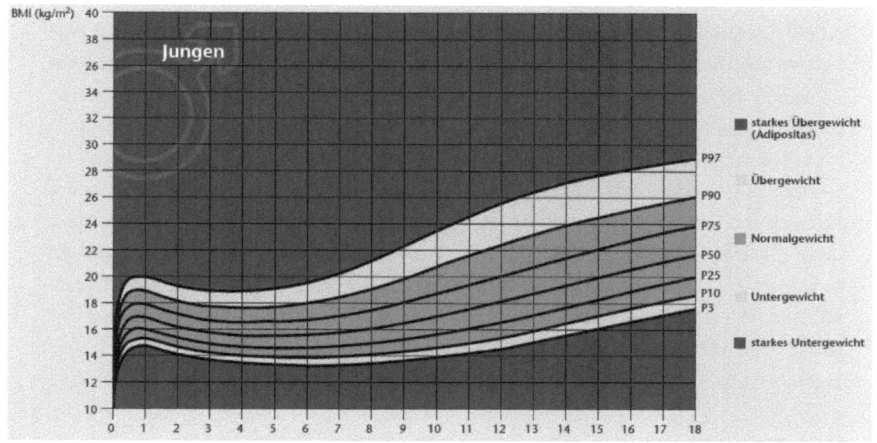

Quelle: Vgl. Kromeyer-Hauschild, 2001, S. 807 ff.

Zur Erarbeitung dieser BMI-Perzentile wurden Daten zum Körpergewicht und Körpergröße von 17.147 Jungen und 17.275 Mädchen im Alter von 0-18 Jahren herangezogen, die im Zeitraum von 1985 bis 1999 im Rahmen von 17 verschiedenen und bereits durchgeführten Untersuchungen in Deutschland erhoben wurden (Vgl. Fröschl, Haas, Wirl, 2009, S. 13; Kromeyer-Hauschild, 2001, S. 807 ff.). Dabei gibt das jeweilige Perzentil an, wie viel Prozent der Kinder-

und Jugendlichen im gleichen Alter und Geschlecht einen niedrigeren BMI-Wert aufweisen (Vgl. Kronmeyer-Hauschild, 2005, S. 5). Wie in Abbildung 2 und 3 dargestellt, liegt bei Werten oberhalb des 90. Perzentils Übergewicht, bei Werten oberhalb des 97. Perzentils Adipositas und oberhalb des 99,5 Perzentils extreme Adipositas vor (Vgl. Wabitsch, et al., 2013, S. 368).

3. Epidemiologie

Diskutiert man über Übergewicht und Adipositas bei Kindern und Jugendlichen ist es unabdingbar die Epidemiologie vertiefend zu betrachten. Das dritte Kapitel bettet zunächst in Unterkapitel 3.1 Übergewicht und Adipositas in das internationale Geschehen ein. Der prozentuale Anstieg von Übergewicht und vor allem von Adipositas spiegeln die Prozesse der Prävalenz in Deutschland wider, auf die in Unterkapitel 3.2 anhand der aktuellsten Erhebungen eingegangen wird. Im Anschluss werden in Unterkapitel 3.3 die Risikofaktoren dargestellt, die sich zum einen in nicht beeinflussbare Risikofaktoren (3.3.1) und zum anderen potenziell beeinflussbare Risikofaktoren (3.3.2) unterteilen lassen.

3.1 Übergewicht und Adipositas im internationalen Geschehen

Da die Prävalenz von Übergewicht und Adipositas weltweit kontinuierlich zunimmt bezeichnet die WHO die Adipositas als eine der größten gesundheitspolitischen Herausforderungen des 21. Jahrhunderts (Vgl. WHO, 2013c; Von Kries, 2005, S. 17). Das Übergewicht und Adipositas in nahezu allen OECD-Ländern (Organisation for Economic Cooperation and Development) an die Spitze der politischen Agenda gestiegen ist, ist keine Überraschung. Daten der OECD aus dem Jahr 2007 zeigen, dass mehr als die Hälfte der erwachsenen Bevölkerung in mindestens 13 Ländern übergewichtig ist, darunter Australien, die Tschechische Republik, Griechenland, Ungarn, Island, Irland, Luxemburg, Mexiko, Neuseeland, Portugal, Spanien, das Vereinigte Königreich und die Vereinigten Staaten (Vgl. Sassi, 2010, S. 58; Fröschl, Haas, Wirl, 2009, S. 14). Seit 1980 hat sich in manchen Ländern die Anzahl der Betroffenen mehr als verdreifacht. Dieser Trend setzt sich mit alarmierender Geschwindigkeit fort, vor allem bei Kindern und Jugendlichen (Vgl. WHO, 2013a; OECD, 2012, S. 52 f.; Branca, Nikogosian, Lobstein, 2007, S. 5).

Wie in Abbildung 4 dargestellt waren im Jahr 2005 ein Drittel aller US-Amerikanischen Kinder von Übergewicht betroffen, Kinder anderer Industrienationen folgen dem US-Muster (Vgl. OECD, 2012, S. 53; Sassi, 2010, S. 107). Selbst in Schwellenländern und weniger entwickelten Volkswirtschaften steigen die Prävalenzraten für Übergewicht und Adipositas an. (Vgl. Wang, Lobstein, 2006, S. 11 ff.).

Anteil der übergewichtigen Kinder (einschließlich Adipositas)

Land	Selbstberichtet: 2005-06, 11-jährige	Gemessen: Jahr und Altersspanne angegeben
Slowakei (1999) 11-17	9	10
Türkei (2001) 12-17		10
Dänemark (1997) 5-16		11
Polen (2001) 7-9		13
Japan (2000) 6-14	5	14
Schweiz (2007) 6-13	9	15
Niederlande (2003) 5-16	9	14
Norwegen (2005) 3-17	8	13
Luxemburg	12	
Frankreich (2006) 11-17		14
Ungarn (2005) 7-18		16
Österreich (2003) 8-12		16
Deutschland (2002) 5-17	11	16
Finnland	17	
Tschechien (2005) 6-17	13	16
Belgien (2005) 4-15	13	17
Griechenland (2003) 13-17	13	18
Schweden (2001) 6-13	13	18
Island (2003) 9	12	
Korea (2005) 10-19		21
Irland (2007) 4-13		22
Australien (2007) 9-13		24
Kanada (2004) 12-17		25
England (2004) 5-17	11	24
Mexico (2006) 5-17		27
Neuseeland (2002) 5-14		28
Portugal (2003) 7-9		30
Italien (2006) 8-9	18	32
Spanien (2000) 13-14	18	31
Schottland (2008) 12-15	18	34
Vereinigte Staaten (2005)	29	35
Indonesien (2000) 10-18		4
Indien (2002) 5-17		9
Russland (2004) 10-18	11	10
China (2004) 6-11		9
Südafrika (2004) 6-13		13
Brasilien (2002) 7-10		9
Slowenien (2007) 6-12	16	23
Chile (2000) 6		22

Quelle: Eigene Darstellung, basierend auf Sassi, 2010, S. 108.

Des Weiteren veranschaulicht Abbildung 4 die Daten zur Prävalenz von Übergewicht und Adipositas bei Kindern und Jugendlichen aus verschiedenen Ländern. Die Daten basieren auf BMI-Messungen, die bei der Definition von Übergewicht und Adipositas das natürliche Wachstumsmuster und die Unterschiede zwischen den Geschlechtern berücksichtigen (Vgl. Sassi, 2010, S. 107). Obwohl die Daten aufgrund länderspezifischer Kategorisierungen und Erhebungsmethoden in ihrer Vergleichbarkeit eingeschränkt sind, stellen sie doch im Kollektiv ein alarmierendes internationales Gesundheitsproblem dar (Vgl. Sassi, 2010, S. 107; Fröschl, Haas, Wirl, 2009, S. 14 f.).

3.2 Prävalenz von Übergewicht und Adipositas in Deutschland

Vergleicht man die Prävalenz für Übergewicht und Adipositas in Deutschland mit der anderer europäischer Länder, so stellt Deutschland mit ca. 60 % übergewichtiger und adipöser Erwachsener im Jahr 2008 keine Ausnahme dar (Vgl. Mensik et al., 2013, S. 788; Fröschl, Haas, Wirl,

2009, S. 15). Laut den erhobenen Daten des Mikrozensus 2009 und der GEDA-Studie 2010 (Gesundheit in Deutschland aktuell) waren, anhand Selbstangaben 15,7 % bzw. 16,1 % der Männer und 13,8 % bzw. 15,6 % der Frauen adipös. Sowohl im Mikrozensus 2009 als auch in der GEDA-Studie 2010 gaben 44 % der Männer und 29 % der Frauen an übergewichtig zu sein (Vgl. RKI, 2012, S. 116). Allerdings ist in beiden Studien zu berücksichtigen, dass Selbstangaben häufig mit Unterschätzungen des Körpergewichts und Überschätzungen der Körpergröße verbunden sind (Vgl. RKI, 2012, S. 116).

So liefert die Studie zur Gesundheit Erwachsener in Deutschland (DEGS 1), die im Jahr 2008-2011 durchgeführt wurde und Daten sowohl gemessen als auch erfragt hat weitaus höhere Ergebnisse. Laut DEGS 1 sind 67,1 % der Männer und 53 % der Frauen übergewichtig, während 23,3 % der Männer und 23,9 % der Frauen adipös sind (Vgl. Mensik et al., 2013, S. 788; Kurth, 2012, S. 980 ff.). Parallel dazu lässt sich beobachten, dass sich der hohe Anteil Übergewichtiger zeitlich kaum verändert, während gleichzeitig der Anteil Adipöser stetig zunimmt, vor allem unter jungen Erwachsenen (Vgl. Mensik et al., 2013, S. 790; Fröschl, Haas, Wirl, 2009, S. 15).

So zeigt die KiGGS-Studie (Kinder- und Jugendgesundheitssurvey), die von 2003 bis 2006 durch das RKI durchgeführt wurde, dass 15 % der Kinder und Jugendlichen im Alter von 3 bis 17 Jahren übergewichtig sind und davon 6,3 % unter Adipositas leiden (Vgl. Abbildung 5) (Vgl. Kurth, Schaffrath Rosario, 2007, S. 736 f.).

Abbildung 5: Ergebnisse der KiGGS-Studie

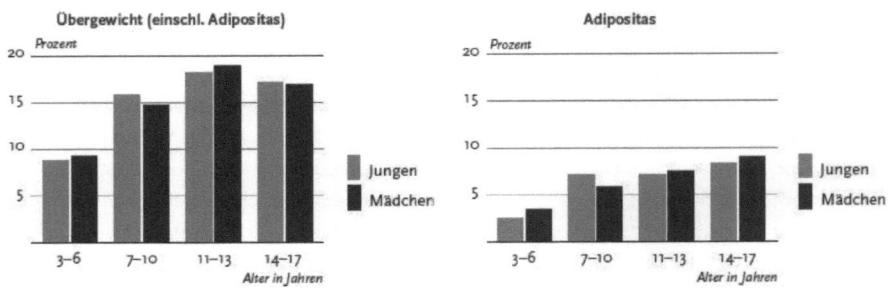

Quelle: Vgl. RKI/BzGA, 2008, S. 42.

Hochgerechnet sind dies 1,9 Millionen übergewichtige und 800.000 adipöse Kinder in Deutschland (Vgl. Kurth, 2012, S. 736 f.). Für die Studien wurden Daten von 14.747 Kindern und Jugendlichen im Alter von 3 bis 17 Jahren durch Befragungen und Untersuchungen erhoben. Zur Beurteilung von Übergewicht und Adipositas wurde der BMI auf Grundlage der Referenzwerte herangezogen (Vgl. Unterkapitel 2.3) (Vgl. RKI, 2008, S. 58). Aus Abbildung 5 wird ersichtlich, dass der Anteil der an Übergewicht und Adipositas leidenden parallel zum Lebensalter steigt (Vgl. RKI/BzGA, 2008, S. 42).

Vergleiche mit den Referenzdaten aus den Jahren 1985 bis 1999 zeigen, dass sich der Anteil an Übergewichtigen um 50 % erhöht hat (Vgl. Abbildung 6). Dabei fiel der Anstieg bei den älteren Kindern- und Jugendlichen höher aus, als der der jüngeren. So verdoppelte sich der Anteil Übergewichtiger unter den 14- bis 17- Jährigen und der Anteil Adipöser verdreifachte sich sogar, im Zeitverlauf (Vgl. RKI/BzGA, 2008, S. 42; Kurth, Schaffrath Rosario, 2007, S. 738).

Abbildung 6: BMI-Perzentile im KiGGS 2003-2006 (durchgezogene Linie) im Vergleich zu den Referenzdaten von 1885-1999 (gestrichelte Linie)

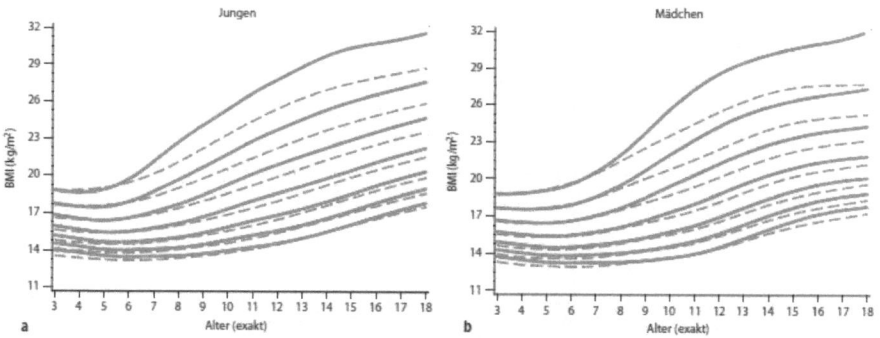

Quelle: Vgl. Kurth, Schaffrath Rosario, 2007, S. 741.

3.3 Risikofaktoren für Übergewicht und Adipositas im Kindesalter

Nach Von Kries (2005) wurden in zahlreichen epidemiologischen Studien verschiedenste Risikofaktoren identifiziert, die Einfluss auf die Entstehung von Übergewicht und Adipositas im Kindes- und Jugendalter nehmen können (S. 20). Wie nachfolgend dargestellt lassen sich dabei nicht beeinflussbare und potenziell beeinflussbare Risikofaktoren unterscheiden.

3.3.1 Nicht beeinflussbare Risikofaktoren

Familiäre Einflüsse und genetische Faktoren:

Obwohl das Entstehen von Übergewicht und Adipositas multifaktoriell ist, wurde vor allem Elterliches Übergewicht als wichtigste Determinante bei Kindern- und Jugendlichen identifiziert und wird förmlich in allen Querschnitts- sowie Kohortenstudien genannt (Vgl. Langguth, 2011, S. 294; von Kries, 2005, S. 20). Nach dem RKI und dem BzGA (2008) ist das Risiko für Adipositas bei Kindern mit zwei übergewichtigen Elternteilen fast achtmal höher als das von Kindern ohne einen übergewichtigen Elternteil (S. 48). Selbst wenn nur ein Elternteil übergewichtig ist, erhöht sich das Risiko für das Kind an Adipositas zu leiden um das Dreifache, unabhängig davon welcher Elternteil von Übergewicht betroffen ist (Vgl. RKI/BzGA, 2008, S. 48). Dass hierfür zum einen genetische Faktoren eine Rolle spielen können zeigten Zwillingsstudien, die bei getrennt aufwachsenden, eineiigen Zwillingen sehr eng zusammenliegende BMI-Werte aufzeigten (Vgl. Hebebrand, Wermter, Hinney, 2005, S.28 f.; Stunkard et al., 1990, S. 1483 ff.). Zum anderen zeigten sich die Zusammenhänge von elterlichem Übergewicht und einer Adipositas des Kindes auch bei nicht leiblichen Eltern. Dies spiegelt die große Bedeutung von gesundheitsrelevanten Lebensgewohnheiten innerhalb von Familien wieder und die damit an die Kinder übermittelten Verhaltensweisen, als wesentlichen Risikofaktor (Vgl. Wabitsch et al., 2013, S. 370 f.; RKI/BzGA, 2008, S. 48). Zudem ist bei übergewichtigen Kindern die Wahrscheinlichkeit weitaus höher auch als Erwachsene übergewichtig zu sein (Vgl. Fröschl, Haas, Wirl, 2009, S. 17).

Soziale Faktoren:
Übergewicht und Adipositas ist innerhalb der Gesellschaft nicht gleichmäßig verteilt, sondern durch soziale Faktoren definiert, die das Risiko vor allem im Kindesalter beeinflussen (Vgl. Lampert et al., 2013, S. 816 f.; Sassi, 2010, S. 80). So zeigt sich, dass bei Kindern aus Familien mit einem niedrigen SÖS (sozioökonomischen Status) Übergewicht und Adipositas stärker ausgeprägt sind, als bei Kindern aus höheren sozialen Schichten (Vgl. RKI, 2012, S. 59; Monteiro et al., 2004, S. 940 ff.).

Wie in Abbildung 7 ersichtlich ist der Anteil der an Adipositas leidenden Mädchen und Jungen aus Familien mit niedrigem SÖS etwa dreimal höher als der der Kinder aus Familien mit einem sehr hohen SÖS (Vgl. RKI/BzGA, 2008, S. 42). Zudem ist ersichtlich, dass der Zusammenhang von SÖS und Übergewicht bei Mädchen größer ist als bei Jungen (Vgl. RKI/BzGA, 2008, S. 44).

Abbildung 7: Adipositas nach Alter, Geschlecht und Sozialstatus

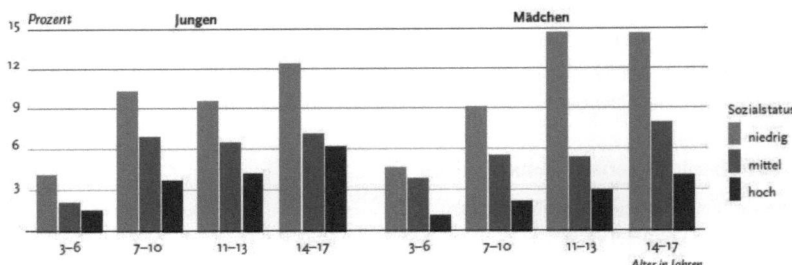

Quelle: Vgl. RKI/BzGA, 2008, S. 43.

Hohes Geburtsgewicht:

In Deutschland werden immer mehr Kinder mit einem erhöhten Körpergewicht geboren, d.h. über 4500 g (Branca, Nikogosian, Lobstein, 2007, S. 8). Mehreren Studien stellten in diesem Kontext fest, dass ein Zusammenhang zwischen dem Geburtsgewicht und Adipositas besteht (Vgl. Kurth, Schaffrath Rosario, 2007, S.740; Czerwinski-Mast et al. 2003, S. 728). Die Ergebnisse zeigen, dass ein hohes Geburtsgewicht (> 4000 g) mit einem erhöhten Risiko einer später entstehenden Adipositas verbunden ist, verglichen mit den Probanden mit einem niedrigeren Geburtsgewicht (≤ 4000 g) (Vgl. Yu et al., 2011, S. 525 ff.).

3.3.2 Potenziell beeinflussbare Risikofaktoren

Körperliche Inaktivität und Medienkonsum

Die Zunahme von Übergewicht und Adipositas spricht dafür, dass in den letzten Jahrzehnten umweltbedingte Veränderungen hinsichtlich der Energieaufnahme und/oder –verbrauch stattgefunden haben (Vgl. Winkler, Hebestreit, Ahrens, 2012, S. 25; Hebebrand, Bös, 2005, S. 51). Dabei wird von dem Rückgang beider ausgegangen, wobei die Abnahme des Energieverbrauchs in diesem Zusammenhang stärker ausgefallen ist als die Reduktion der Energiezufuhr. Zusammenfassend bleibt im Ergebnis eine positive Energiebilanz (Vgl. Winkler, Hebestreit, Ahrens, 2012, S. 25; Hebebrand, Bös, 2005, S. 51). Parallel dazu weisen schon Kleinkinder heutzutage eine sehr geringe Bewegungsaktivität auf (Vgl. Reilly et al., 2004, S. 211 f.). Z. B. kam eine Untersuchung von 1500 deutschen Grundschulkindern zu dem Ergebnis, dass ein Viertel der Kinder einmal oder weniger pro Woche im Freien spielt (Vgl. Bös, Opper, Woll, 2002, S. 5 ff.).

Somit ist ein weiterer potenziell beeinflussbarer Risikofaktor für Übergewicht und Adipositas im Kindes und Jugendalter die körperlich-sportliche Aktivität, die allerdings schwer messbar ist (Vgl. Wabitsch et al., 2013, S. 370 f). Um körperliche Aktivität zu messen „wäre eine objektive, apparative Messung" geeignet (von Kries, 2005, S. 21). Da dies in großen epidemiologischen Studien nicht möglich ist, wird in den meisten Fällen die körperliche Aktivität des Kindes anhand von Befragungen eingeschätzt (Vgl. von Kries, 2005, S. 21). So zeigt die Einzelbetrachtung der KiGGS-Daten, dass eine niedrige Aktivität im Vergleich zu mittlerer bzw. hoher Aktivität einen Einfluss auf das Risiko für Übergewicht und Adipositas nimmt. Allerdings ist dieser Effekt nur gering ausgeprägt. (Vgl. RKI/BzGA, 2008, S. 47).

Besser untersucht ist in diesem Zusammenhang der Einfluss des Medienkonsums, da dieser mit körperlicher Inaktivität assoziiert wird (Vgl. BMBF, 2013). Dies liegt zum einen daran, dass die Kinder- und Jugendlichen in der Zeit vor dem Fernseher nicht körperlich aktiv sind und zum anderen, dass sie währenddessen der Werbung für kalorienreiche Nahrungsmittel ausgesetzt sind (Vgl. RKI/BzGA, 2008, S. 47). Da in vielen Querschnittsstudien für starken Fernsehkonsum eine Risikoerhöhung für Übergewicht und Adipositas im Kindesalter um den Faktor 1,5 bis 2 festgestellt wurde und dies selbst nach Adjustierung der Störfaktoren, gilt Fernsehkonsum nicht nur als indirekter Parameter zur Abschätzung der körperlichen Aktivität (Vgl. BMBF, 2013; Hebebrand, Bös, 2005, S. 56 f.). So wurde auch in der multifaktoriellen Auswertung der KiGGs-Daten, unter Adjustierung der Störfaktoren ein hoher Fernsehkonsum als ein um 60 % erhöhender Risikofaktor für Übergewicht und Adipositas identifiziert (Vgl. RKI/BzGA, 2008, S. 47).

Rauchen der Eltern und/oder der Mutter in der Schwangerschaft

Kinder, deren Eltern rauchen, haben im Vergleich zu Kindern von Nichtrauchern ein erhöhtes Risiko für Übergewicht und Adipositas. In diesem Zusammenhang wurde nachgewiesen, dass der Einfluss der rauchenden Mutter dabei etwas stärker ist als der des Vaters (Vgl. RKI/BzGA, 2008, S. 47). Gleichzeitig muss berücksichtigt werden, dass Rauchen als Indikator für ein wenig gesundheitsbewusstes Verhalten angesehen werden kann und somit ein indirektes Anzeichen für den Sozialstatus der Eltern darstellt (Vgl. BMBF, 2013).

Obwohl Rauchen in der Schwangerschaft bekanntlich die wichtigste Ursache für ein niedriges Geburtsgewicht kennzeichnet, nimmt dies negativen Einfluss auf das spätere Risiko für Übergewicht und Adipositas im Kindesalter (Vgl. von Kries, 2005, S. 22). So belegen die Ergebnisse mehrerer Studien, unter Berücksichtigung anderer Störfaktoren, dass das Rauchen der Mutter in der Schwangerschaft das spätere Risiko für Übergewicht und Adipositas im Kindesalter erhöht (Vgl. BMBF, 2013; Toschke et al., 2003, S. 1068 ff.).

Nicht Stillen

Ein weiterer potenziell beeinflussbarer Risikofaktor für Übergewicht und Adipositas im Kindes- und Jugendalter ist das Stillen (Vgl. Dewey, 2003, S. 9 ff.). So erschienen nach von Kries (2005) in den letzten Jahren eine Vielzahl von Studien, die den Zusammenhang von Stillen und Übergewicht bzw. Adipositas im Kindesalter untersuchten (S. 22). Die Mehrzahl dieser Studien zeigte ein signifikant erhöhtes relatives Risiko für Übergewicht und Adipositas im Kindes- und Jugendalter, wenn die Babys nicht gestillt wurden (Vgl. Arenz, von Kries, 2005, S. 40 ff.) Zudem zeigte sich „ein klarer Dosis-Wirkungs-Effekt der Stilldauer auf die Adipositasprävalenz [...] [,sowie] für die Prävalenz von Übergewicht", d.h. je kürzer die Kinder gestillt worden waren, desto größer war das Risiko für Übergewicht und Adipositas (Oberle et al., 2003, S. 59). Gründe, weshalb das Stillen positiven Einfluss auf das spätere Gewicht nimmt könnten z. B. der niedrigeren Eiweißgehalt von Muttermilch im Vergleich zu Formelmilch sein oder die bessere Selbstregulation der Nahrungsaufnahme gestillter Kinder (von Kries, 2005, S. 22).

Gewichtszunahme im 1. Lebensjahr:

Nach Ong et al. (2000) zeigen verschiedene Studien einen Zusammenhang zwischen einer starken Gewichtszunahme in den ersten zwei Lebensjahren und dem Risiko für Übergewicht und Adipositas im Kindesalter (967 ff.). Dabei kann in Betracht gezogen werden, dass die frühe und hohe Gewichtszunahme weniger durch den natürlichen Hunger des Kindes hervorgerufen wird, sondern durch die von außen verabreichte Kalorienverabreichung (Vgl. von Kries, 2005, S. 21). Nach von Kries (2005) stellt die beschriebene Gewichtszunahme in den ersten zwei Lebensjahren allerdings nur einen kleinen Teil des Gesamtrisikos für Übergewicht und Adipositas im Kindes- und Jugendalter dar (S. 21).

Wenig Schlaf

Ein weiterer potenziell beeinflussbarer Risikofaktor für Übergewicht und Adipositas im Kindes- und Jugendalter ist eine zu niedrige Schlafdauer (Vgl. Wabitsch et al., 2013, S. 370 f.; Kurth, Schaffrath Rosario, 2007, S. 740). Auch die Daten der KiGGS-Studie zeigen bei Kindern, die nachts weniger schlafen als Kinder gleichen Alters, ein leicht erhöhtes Risiko für Übergewicht und Adipositas (Vgl. RKI/BzGA, 2008, S. 47). Da übergewichtige Menschen allerdings schlechter und weniger schlafen, ist abschließend nicht einzuschätzen ob die kürzere Schlafdauer eine Folge von Übergewicht und Adipositas ist, oder ob Übergewicht und Adipositas eine Folge der kürzeren Schlafdauer sind (von Kries, 2005, S. 22). Allerdings könnten hormonelle Einflüsse, aufgrund der Insulin- und Wachstumshormonregulation im Schlaf eine Erklärung für die Annahme sein, dass wenig Schlaf das Risiko von Übergewicht und Adipositas im Kindes- und Jugendalter erhöhen (Vgl. Wabitsch et al., 2013, S. 370 f.; RKI/BzGA, 2008, S. 47).

Weitere Risikofaktoren

Neben den dargestellten Risikofaktoren wurden in der verfügbaren Literatur noch weitere Risikofaktoren für Adipositas und Übergewicht im Kindes- und Jugendalter erfasst und diskutiert. Hierzu zählten unter anderem z. B.:

- Alleiniges Einnehmen von Hauptmahlzeiten
- niedriger familiärer Zusammenhalt
- aufwachsen mit nur einem Elternteil
- psychische Faktoren
- fehlende Betreuung nach der Schule
- Schultyp (Haupt-, Förder- und Sonderschulen)
- ungesunde Ernährung (Vgl. Fröschl, Haas, Wirl, 2009, S. 16; RKI/BzGA, 2008, S. 43; Kurth, Schaffrath Rosario, 2007, S. 740; von Kries, 2005, S. 21 f.).

4. Folgen

Übergewicht und Adipositas im Kindes- und Jugendalter darf nicht nur als kosmetisches Problem betrachtet werden, sondern stellt eine ernst zu nehmende Volkskrankheit unserer Gesellschaft dar (Vgl. Reinehr, 2007, S. 13). Da die Folgen von Adipositas und Übergewicht im Kindes- und Jugendalter ein breites Spektrum umfassen, wird in diesem Kapitel vertiefend darauf eingegangen. Hierzu erfolgt zunächst in Unterkapitel 4.1 eine Betrachtung der medizinischen Folgen. Daran anschließend werden die psychischen und psychosozialen Folgen dargestellt (Unterkapitel 4.2). Um das vierte Kapitel abzurunden werden in Unterkapitel 4.3 die ökonomischen Folgen diskutiert.

4.1 Komorbidität und medizinische Folgen

Kinder- und Jugendliche mit Übergewicht und Adipositas haben ein deutlich erhöhtes Risiko für eine Vielzahl von Erkrankungen (Vgl. Adipositasverband Deutschland e.V.). Problematisch ist in diesem Zusammenhang zum einen, dass sich die Krankheiten meist schleichend entwickelt und aufgrund dessen anfangs nicht bemerkt werden (Vgl. Fröschl, Haas, Wirl, 2009, S. 16). Zum anderen ist problematisch, dass aus übergewichtigen Kindern meist auch übergewichtige Erwachsene werden (Vgl. Reinehr, 2007, S. 13). So steigt die Persistenz der Kinder mit dem Alter an und beträgt ab dem sechsten Lebensjahr mehr als 70 % (von Kries et al., 2012, 505 ff.). Die Wahrscheinlichkeit für medizinische Folgeerkrankungen erhöht sich mit dem Alter, Ausmaß und Dauer des Übergewichts, d.h. je früher Übergewicht und Adipositas besteht, desto höher sind Mortalität und Morbidität (Vgl. Freedman et al., 2001, S. 712 ff.; Wabitsch et al., 2004, S. 39).

Ein Großteil der Kinder- und Jugendlichen mit Übergewicht und Adipositas weist erhebliche Komorbiditäten auf (Vgl. Adipositasverband Deutschland e.V., 2013; WHO, 2000, S. 39 ff.). Diese lassen sich in frühe, bereits erkennbare Komorbiditäten und in späte, zu erwartende Komorbiditäten einteilen (Wabitsch et al., 2004, S. 35).

So gehören zu den früh erkennbaren Komorbiditäten von Übergewicht und Adipositas „metabolische Veränderungen [wie] [...] Hyperlipidämie, Insulinresistenz und die damit zusammenhängenden Folgeerkrankungen wie Diabetes-mellitus-Typ-2, arterielle Hypertonie, und kardiovaskuläre Erkrankungen im Allgemeinen" (Wabitsch et al., 2005, S. 157). So wurde z. B. in einer Studie mit mehr als 1000 übergewichtigen Kindern und Jugendlichen bereits bei einem Drittel arterielle Hypertonie und bei einem Viertel Fettstoffwechselstörungen festgestellt (Wunsch, de Sousa, Reinehr, 2005, S. 1096 ff.).

Da damit zu rechnen ist, dass ein Großteil der Kinder und Jugendlichen auch im Erwachsenenalter übergewichtig ist und damit einhergehend erhebliche Komorbiditäten aufweisen, ist eine Betrachtung der Sekundär- und Folgeerkrankungen unabdingbar (Vgl. Reinehr, 2007, S. 13;

Wabitsch et al., 2004, S. 39). So ist z. B. das Risiko an Diabetes-mellitus-Typ-2 zu erkranken bei adipösen Erwachsenen 90-mal höher als bei Schlanken, das Risiko für Bluthochdruck 5-mal so hoch und auch die Blutfettwerte erhöhen sich parallel zum Grad des Übergewichts (Adipositasverband Deutschland e.V., 2013; Wabitsch et al., 2005, S. 157). Zudem ist das Risiko von Gefäßerkrankungen (wie z. B. Herzinfarkt, koronare Herzkrankheit oder Schlaganfall), Lungenerkrankungen, Gicht und Arthrose oder bösartigen Erkrankungen erhöht. Zusammenfassend stellt Übergewicht und Adipositas die Ursache für eine Vielzahl von Folgeerkrankungen dar. (Vgl. Adipositasverband Deutschland e.V., 2013; Fröschl, Haas, Wirl, 2009, S. 18; Reinehr, 2007, S. 13).

4.2 Psychische und psychosoziale Folgen

Abgesehen von den medizinischen Folgen sind für Kinder- und Jugendliche vor allem die psychosozialen Folgen von großer Bedeutung (Vgl. Adipositasverband Deutschland e.V., 2013). Übergewicht und Adipositas im Kindes- und Jugendalter könnte Einfluss auf die psychosoziale Entwicklung nehmen, da die Betroffenen häufig sozialen Vorurteilen und Ausgrenzungen ausgesetzt sind und meist eine deutlich eingeschränkte Lebensqualität aufweisen (Vgl. Warschburger, 2008, S. 260 f.). Aufgrund des höheren Körpergewichts werden diese Kinder oft stigmatisiert, gehänselt, isoliert und diskriminiert. Dadurch kann sich eine gestörte Selbstwertproblematik mit möglichen depressiven Symptomen, Angst- und Essstörungen entwickeln (Vgl. Adipositasverband Deutschland e.V., 2013; Warschburger, 2008, S. 260 f.).

So zeigt z. B. die Mannheimer Risikokinderstudie die übergewichtige Kinder mit normalgewichtigen Altersgenossen hinsichtlich Selbstkonzept, sozialer Anpassung und psychischer Auffälligkeiten verglich, dass Übergewichtige Kinder häufiger unter sozialen Problemen im Kontakt zu Altersgenossen leiden, eine verminderte soziale Anpassung aufweisen und ein negativeres Selbstbild erkennen lassen (Dyer et al., 2007, S. 190 ff.; Furtado, Laucht, Schmidt, 2002, S. 241 ff.). Dass kindliches Übergewicht auch Auswirkungen auf die Lebensqualität im Jugendalter nimmt zeigt sich damit, dass sich die beschriebenen Folgen des Übergewichts im Kindesalter bis ins Jugendalter nachweisen ließen (Vgl. Furtado, Laucht, Schmidt, 2002, S. 241 ff.).

4.3 Ökonomische Folgen

Die Betrachtung der ökonomischen Folgen von Übergewicht und Adipositas spielt aufgrund der begrenzten Ressourcen im Gesundheitswesen eine bedeutende Rolle (Vgl. Drummond et al., 2005, S. 8). So dienen gesundheitsökonomische Analysen einer Erkrankung den Entscheidungsträgern im Gesundheitswesen als Mittel zur besseren Abschätzung der Wirtschaftlichkeit von Maßnahmen der Gesundheitsversorgung, die auf eine Verbesserung des Gesundheitsstatus der Patienten abzielen (Vgl. Drummond et al., 2005, S. 8; Stratmann, Wabitsch, Leidl, 2000, S. 786). Hierfür werden die „Maßnahmen [...] bezüglich der für ihre Durchführung notwendigen

Mittel, der anfallenden Kosten, und der erzielten Wirkungen und Folgen verglichen" (Böhler, 2005, S. 389).

Die meisten gesundheitsökonomischen Studien bestehen ausschließlich aus einer Krankheitskostenanalyse, die häufig zu Beginn der oben beschriebenen ökonomischen Analyse einer Erkrankung steht (Vgl. Stratmann, Wabitsch, Leidl, 2000, S. 786). Ziel der Krankheitskostenanalyse ist es, die aus der Erkrankung oder dem Risikofaktor entstehenden gesundheitlichen Konsequenzen mit den daraus erwachsenden Kosten zu verknüpfen und damit die Krankheitslast abzubilden (Vgl. Böhler, 2005, S. 389; Stratmann, Wabitsch, Leidl, 2000, S. 786). Dabei werden drei Kostenkategorien unterschieden:

- Direkte Kosten: Alle Kosten, die dem Gesundheitssystem unmittelbar durch die Diagnose, Behandlung, Prävention und Rehabilitation im Zusammenhang mit Übergewicht und Adipositas entstehen. Hierzu zählen z. B. ambulante und stationäre Versorgung, Arznei, Heil- und Hilfsmittel, etc. (Vgl. Mühlbacher, Bethge, Gräber, 2011, S. 47; Lauterbach, Westenhofer, Wirth, 1998, S. 197).
- Indirekte Kosten: Sind die finanziellen Folgekosten von Übergewicht und Adipositas, z. B. krankheitsbedingte Arbeits- und Erwerbsunfähigkeit sowie der gesamtwirtschaftliche Produktionsausfall bei vorzeitiger Berentung oder vorzeitigem Tod (Vgl. Mühlbacher, Bethge, Gräber, 2011, S. 47).
- Intangible Kosten: Sind nicht als Kosten anzusehen, die die monetären Ressourcen mindern, sondern stellen eine verminderte gesundheitsbezogene Lebensqualität und Befindlichkeitsstörungen der Betroffenen dar, z. B. durch Schmerzen (Vgl. Böhler, 2005, S. 389; Lauterbach, Westenhofer, Wirth, 1998, S. 197.)

Um Übergewicht und Adipositas bei Kindern- und Jugendlichen umfassend gesundheitsökonomisch zu evaluieren müsste eine Inzidenz-basierte Krankheitskostenstudie durchgeführt werden, die sich speziell mit den Folgekosten auseinander setzt (Vgl. Böhler, 2005, S. 389; Stratmann, Wabitsch, Leidl, 2000, S. 786). Hierzu „müsste eine Kohorte adipöser Kinder im Laufe des gesamten Lebens bezüglich Verlaufdauer und Folgekosten der durch die Adipositas verursachten Krankheiten und vorzeitigen Todesfälle beobachtet werden" (Böhler, 2005, S. 389 f.). Aufgrund des langen Beobachtungszeitraums und der vielseitigen Bandbreite möglicher Folgeerkrankungen liegt für Kinder- und Jugendliche gegenwärtig keine derartige Studie vor (Vgl. Böhler, 2005, S. 389 f.).

Allerdings liegen seit 2006 einige empirische Untersuchungen zu Krankheitskosten der Adipositas vor, die Kostenunterschiede zwischen adipösen und normalgewichtigen Kindern untersuchten (Vgl. Wirth, Holle, Teuner, 2013, S. 42). Da nicht in allen Studien ein signifikanter Zusammenhang zwischen dem BMI und den Versorgungskosten festgestellt wurde, waren die Ergebnisse nicht kongruent (Vgl. John, Wolfenstetter, Wenig, 2012, 829 ff.). In Anbetracht der direkten Kosten zeigen zwei deutsche Studien (Wenig, 2012, S. 39 ff. & Breitfelder et al., 2011, S. 302 ff.) konvergierende Ergebnisse bezüglich der erhöhten Arztkosten adipöser Kinder, weichen allerdings bei den Ergebnissen zu den Kosten für Krankenhausaufenthalte voneinander ab. Im Bereich der Arzneimittelkosten stellte eine andere deutsche Studie (Vgl. Wenig, Knopf, Menn) für adipöse Kinder erhöhte Kosten von ca. 24 % fest. Die Studie von Breitfelder et al. (2011) berücksichtigt unter anderem auch die indirekten Kosten, die entstehen, wenn Eltern aufgrund der Krankheit ihrer Kinder nicht zur Arbeit gehen können und zeigt, eine Erhöhung dieser Kosten bei adipösen Kindern verglichen zu denen normalgewichtiger Kinder (S. 302 ff.).

Unter der Annahme, dass ein großer Teil der derzeitigen übergewichtigen und adipösen Kinder dies auch im Erwachsenenalter sein wird gehört zur Diskussion der ökonomischen Folgen auch eine kurze Betrachtung der volkswirtschaftlichen Kosten insgesamt (Vgl. Fröschl, Haas, Wirl, 2009, S. 19). Nach einer Übersicht von über 30 internationalen Studien werden die direkten Kosten der Adipositas in den untersuchten Ländern auf 0,7 bis 2,8 % der gesamten Gesundheitsausgaben beziffert (Vgl. Withrow, Alter, 2011, S. 131 ff.). Laut Schätzungen der Kommission der Europäischen Gemeinschaft verursacht Adipositas allerdings ca. 7 % der Gesundheitsversorgungskosten in der Europäischen Union und liegt damit innerhalb der Schätzung der WHO, die 2 bis 8 % der Gesamtausgaben im Gesundheitswesen der Adipositas zuschreibt (Vgl. Kommission der Europäischen Gemeinschaften, 2005; WHO, 2005).

Zusammenfassend zeigt sich, dass die volkswirtschaftlichen Kosten der Adipositas insgesamt nicht genau bekannt sind. Es sind ausschließlich Kostenschätzungen vorhanden, die unter anderem aufgrund unterschiedlicher Untersuchungsmetoden voneinander abweichen (Vgl. Mühlbacher, Bethge, Gräber, 2011, S. 48). Die ökonomischen Folgekosten, vor allem von Kindern- und Jugendlichen sind schwer mit Zahlen zu versehen, liegen aber mit Sicherheit in einem Bereich, der als besorgniserregend anzusehen ist (Vgl. Hebebrand et al. 2005, S. 292).

5. Behandlungs- und Präventionsmöglichkeiten

Das Grundprinzip der Behandlung von Übergewicht und Adipositas im Kindes- und Jugendalter ist simpel in einem Satz zu formulieren: Das Erreichen einer negativen Energiebilanz. Allerdings ist dieses so einfache theoretische Grundprinzip doch so schwierig und in der Praxis oft frustrierend in der Umsetzung (Vgl. Mühlbacher, Bethge, Gräber, 2011, S. 13; Wabitsch et al., 2005, S. 289). Da die Prävalenz von Übergewicht und Adipositas und der von ihr abhängigen Erkrankungen in den letzten Jahren deutlich zugenommen hat (Vgl. Unterkapitel 3.1), gewinnen die Behandlungs- und Präventionsmethoden zunehmen an Bedeutung (Vgl. WHO, 2013c; Von Kries, 2005, S. 17; Kunze, 2005, S. 403 ff.). Daher werden im Folgenden die unterschiedlichen Aspekte der Behandlung aufgezeigt und hinsichtlich ihrer Grenzen und Möglichkeiten diskutiert

(Unterkapitel 5.1). Anschließend setzt sich Unterkapitel 5.2 mit den potenziellen präventiven Maßnahmen auseinander und zeigt mögliche Perspektiven auf. Generell muss festgehalten werden, dass die Darstellung der Behandlungs- und Präventionsmöglichkeiten aufgrund des Umfangs der Arbeit keine tiefergehenden Ausführungen leisten, sondern lediglich versuchen einen allgemein Überblick über dieses komplexe Themenfeld und dessen Grenzen und Möglichkeiten zu geben.

5.1 Grenzen und Möglichkeiten der Therapie

Spricht man über Möglichkeiten der Therapie für Kinder- und Jugendliche mit Übergewicht und Adipositas ist zu Beginn das Problem zu nennen, dass weltweit weitestgehend wirksame Therapieprogramme fehlen (Vgl. Wabitsch et al., 2013, S. 378). In diesem Zusammenhang sind vor allen Dingen langfristige Behandlungserfolge durch die allgemein verbreiteten Therapien momentan nicht zu erreichen (Vgl. Wabitsch et al., 2005, S. 289).

Bei der Indikationsstellung zu einer Therapie müssen bei Kinder- und Jugendlichen vor allem der Schweregrad der Adipositas, das Alter, die soziale und funktionale Beeinträchtigung, die Therapiemotivation, die Komorbidität und die psychosoziale Situation der Familie beachtet werden (Vgl. Hebebrand et al. 2005, S. 292 f.). Neben der Berücksichtigung des individuellen Patienten und dessen Umfeld ist es jedoch auch notwendig realistische Perspektiven und Erwartungen an die Therapieform im Kontext der Bezahlbarkeit zu hinterfragen. Hierzu wären Kosten-Nutzen-Analysen notwendig, um abzuschätzen, mit wie viel Mitteleinsatz welche Effekte erzielt werden können (Vgl. Wabitsch et al., 2005, S. 289; Hebebrand et al. 2005, S. 292 f.).

Mehrere Studien identifizierten die Reduktion von energiedichten Nahrungsmitteln, die Erhöhung der körperlichen Bewegung bei gleichzeitiger Reduktion von Inaktivität und Verhaltensmodifikation als effektive Bestandteile einer Therapie. Allerdings müssen für den Erfolg alle vier Maßnahmen sowohl an die Kinder als auch an die Eltern der Kindern gerichtet werden (Vgl. Ebbeling, Pawlak, Ludwig, 2002, S. 473 ff.). Da ein Teil der betroffenen Kinder unter psychischen Störungen leiden, sind zur erfolgreichen Behandlung bedarfsweise psychotherapeutische Maßnahmen erforderlich (Vgl. Hebebrand et al. 2005, S. 293). Die beschriebenen therapeutischen Maßnahmen werden meist im ambulanten Bereich erbracht (Reinehr, 2005, 302 ff.). Obwohl die Zahl von ambulanten Therapieangeboten zurzeit zunimmt, fehlt es parallel dazu an geeigneten therapeutischen Anlaufstellen, die alle Bestandteile in einem Gesamtkonzept bereitstellen (Vgl. Wabitsch et al., 2013, S. 378; Reinehr, 2005, 302 ff.). Simultan besteht in Deutschland seit langem die Möglichkeit der stationären Therapie über einen Zeitraum von 6 bis 8 Wochen in Fachkliniken für Kinder und Jugendliche (Vgl. Wabitsch et al., 2013, S. 378). Die kurzfristige Wirksamkeit solcher stationären Therapien ist zwar in vielen Evaluationsstudien gut belegt, allerdings ist die längerfristige Wirksamkeit der angebotenen Maßnahmen für übergewichtige Kinder und Jugendliche nur unzureichend belegt und nach wie vor unklar (Vgl. Wabitsch et al., 2013, S. 378, Hebebrand et al. 2005, S. 293 f.).

5.2 Prävention und Perspektiven

Die Aussage, dass die Prävention im Kindesalter die beste Therapie von Übergewicht und Adipositas bei Erwachsenen darstellt, ist in der Literatur häufig vertreten (Vgl. Plachta-Danielzik, Müller, 2013, S. 124; Wabitsch et al., 2005, S. 373). Fest steht, dass in den kommenden Jahren aufgrund der Epidemie der Adipositas einerseits und der unbefriedigenden Therapieerfolge andererseits präventive Maßnahmen an Bedeutung gewinnen müssen. In diesem Kontext sind parallel dazu neue und verstärkte Präventionsansätze zwingend erforderlich (Vgl. Müller et al., 2005, S. 376 ff.).

Obwohl die meisten Betroffenen erst im Erwachsenenalter übergewichtig werden empfiehlt sich eine frühe Prävention von Übergewicht und Adipositas bei Kindern und Jugendlichen. Gründe hierfür sind zum einen die mit dem Alter steigende Persistenz der Adipositas und zum anderen die Tatsache, dass Adipositas im Kindes- und Jugendalter ein Prädiktor der Morbidität darstellt (Vgl. Plachta-Danielzik, Müller, 2013, S. 124; Müller et al., 2005, S. 376). Da die Entwicklung für die Entstehung von Übergewicht und Adipositas bereits weit vor dem Kindes- und Jugendalter beginnt, empfehlen sich pränatale Faktoren und unmittelbar postnatale Zeiträume als Präventionsansätze (Vgl. Müller et al., 2005, S. 376; Wabitsch et al., 2005, S. 373).

Die bislang durchgeführten Maßnahmen zur Prävention von Übergewicht und dessen Komorbiditäten waren an die direkten Ursachen von Übergewicht gerichtet. Allerdings erfordert die Epidemie von Übergewicht und Adipositas zukünftig eine universale Präventionsstrategie, die über die naheliegenden Ursachen des Übergewichts hinausgeht (Vgl. Ebbeling, Pawlak, Ludwig, 2002, S. 473 ff).

Die grundlegenden Treiber des Problems sind nach Gortmaker et al. (2011) demnach:
-   Der Wandel der globalen Ernährungssysteme hin zur Massenproduktion von hoch verarbeiteten Lebensmitteln, die mit Zucker, Salz und Geschmacksverstärkern versehen sind.
-   Die gelungene Vermarktung von solchen Lebensmitteln, die zugleich niedrige Preise haben.

Hinzukommen begünstigende Faktoren von Übergewicht, wie eine geringe Bildung und ein niedriger sozialer Status (Vgl. Gortmaker et al., 2011, S. 383 ff.). Erklärungen für die zunehmende Verbreitung von Übergewicht und Adipositas sind unsere „kulturelle[n] Normen, die hohe Produktivität und das hohe Angebot von Gütern, unser[...] Wohlstand und unser Konsumverhalten, welches gleichzeitig ökonomisches Wachstum und unseren Wohlstand sichert" (Plachta-Danielzik, Müller, 2013, S. 134). In Anbetracht der vielfältigen Ursachen wird deutlich, dass eine universale Präventionsstrategie die ein systemisches Herangehen auf mehreren Ebenen (Gesundheits-förderung, Lebensmittelproduktion und -handel, Lebensstilprogramme, Erziehung und Bildung, usw.) einschließt unabdingbar ist (Vgl. Plachta-Danielzik, Müller, 2013, S. 134). Als Praxisbei-spiel ist hier der kürzlich entwickelte System-Ansatz des „Institute of Medicine" zu nennen, der Synergien des gesamten Systems berücksichtigt (Vgl. Institute of Medicine, 2010).

Trotz der dargestellten Möglichkeiten ist es wichtig, den Einfluss der Präventionsmaßnahmen mit realistischen Erwartungen zu betrachten (Vgl. Müller et al., 2005, S. 384). Es existieren nur wenige kontrollierte Präventionsstudien, die einen Einfluss der Prävention von Übergewicht und Adipositas im Kindes- und Jugendalter untersucht haben. Allerdings zeigen die Ergebnisse dieser Studien, dass Präventionsmaßnahmen vor dem Einsetzen der Pubertät die Inzidenz von Adipositas mit Aussicht auf Erfolg positiv beeinflussen könnten (Vgl. Plachta-Danielzik, Müller, 2013, S. 124 ff.; Wabitsch et al., 2005, S. 373). Dennoch sind aufgrund des epidemiologischen Ausmaßes von Übergewicht und Adipositas auch unter den Kindern- und Jugendlichen nationa-le und/oder internationale Kampagnen und Anstrengungen notwendig, um diesem Problem entgegenwirken zu können (Kunze, 2005, S. 403 ff.). Sollte dies nicht gelingen ist mit erhebli-chen gesundheitsökonomischen Konsequenzen auf die Gesundheitssysteme zu rechnen (Vgl. Wabitsch et al., 2005, S. 373).

6. Fazit und Ausblick

Dieses Kapitel rundet die Arbeit mit einem Fazit (6.1) und einem anschließendem Ausblick (6.2.) ab.

6.1 Fazit

Da die Anzahl übergewichtiger und adipöser Kinder in Deutschland in den letzten 20 Jahren deutlich zugenommen hat, steht unsere Gesellschaft vor einer Vielzahl von Herausforderungen. Medizinisch ist es wichtig beiden Begriffe „Übergewicht" und „Adipositas" sauber voneinander abzugrenzen. So liegt Übergewicht vor, wenn die körperhöhenbezogene Körpermasse gegen-über der entsprechenden Alters- und Geschlechtsnorm ein bestimmtes Maß übersteigt und Adipositas existiert, wenn der Anteil von Körperfett an der Gesamtkörpermasse über eine be-stimmte Grenze erhöht ist. Daher muss zur genauen Definition die Fettmasse, unter Verwen-dung des BMI bestimmt werden. Allerdings ist es bei Kindern und Jugendlichen wichtig zur Be-urteilung des BMI-Wertes populationsspezifische Referenzwerte zu verwenden, anhand dieser individuelle alters- und geschlechtsspezifische BMI-Perzentile eingeschätzt werden.

Bei der Betrachtung der Epidemiologie ließ sich für die Prävalenz weltweit eine kontinuierliche Zunahme erkennen. Diese setzt sich mit alarmierender Geschwindigkeit, selbst in Schwellenländern und weniger entwickelten Volkswirtschaften und vor allem bei Kindern- und Jugendlichen fort. So zählt Deutschland im KIGGS (2003 - 2006) bereits heute 1,9 Millionen übergewichtige (15 %) und 800.000 (6,3 %) adipöse Kinder in Deutschland, dies stellt eine Erhöhung des Anteils an Übergewichtigen um 50 % verglichen mit den Referenzdaten aus den Jahren 1985 bis 1999 dar. In diesem Zusammenhang bleibt es interessant zu hinterfragen, ob die Zahl der Übergewichtigen und Adipösen in den letzten Jahren wirklich in diesem Umfang angestiegen ist, oder ob die Zahl eine Unter-, bzw. Überschätzung erfährt. Denn Fakt ist, dass die Prävalenz stark von der Art und Güte der Diagnostik und der Erhebungsmethode abhängt. Wenngleich das Entstehen von Übergewicht und Adipositas multifaktoriell ist, gelten familiäre Einflüsse, genetische- und soziale Faktoren sowie körperliche Inaktivität und Veränderungen der Energieaufnahme als Hauptverursacher für eine steigende Tendenz übergewichtiger und adipöser Kinder und Jugendlicher. Da fest steht, dass ein niedriger SÖS einen negativen Einfluss auf viele Bereiche der physischen und psychischen Gesundheit nimmt sollte daher ein Augenmerk auf der Reduktion von gesundheitlicher Ungleichheit der deutschen Bevölkerung liegen.

Die Folgen von Adipositas und Übergewicht im Kindes- und Jugendalter umfassen ein breites Spektrum. So haben die Betroffenen ein deutlich erhöhtes Risiko für eine Vielzahl von Komorbiditäten, diese sich problematischer weise meist schleichend entwickeln und daher Anfangs oft nicht bemerkt werden. Je früher Übergewicht und Adipositas besteht, desto höher sind Mortalität und Morbidität. Abgesehen von physischen Folgen leiden die Betroffenen vor allem an psychosozialen Folgen, die sich durch eine Selbstwertproblematik mit möglichen depressiven Symptomen, Angst- und Essstörungen äußern können. Die ökonomischen Folgekosten sind insgesamt nicht zu beziffern, liegen aber mit Sicherheit in einem Bereich, der als besorgniserregend anzusehen ist.

In Bezug auf die Behandlungs- und Präventionsmöglichkeiten ist das Problem präsent, dass weltweit weitestgehen wirksame Therapieprogramme, die langfristige Behandlungserfolge erreichen fehlen. Für die Zukunft bedarf es hier dringend neuer Therapieformen, die zum einen Gesamtkonzepte bereitstellen und zum anderen aus gesundheitsökonomischen Gesichtspunkten wirkungsvoll erscheinen. Fest steht, dass in den kommenden Jahren aufgrund der Epidemie der Adipositas einerseits und der unbefriedigenden Therapieerfolge andererseits präventive Maßnahmen an Bedeutung gewinnen müssen. In diesem Kontext sind parallel dazu neue und verstärkte Präventionsansätze zwingend erforderlich. Voraussetzung für die Entwicklung erfolgreicher und kostengünstiger Behandlungs- und Präventionsformen ist eine qualitativ hochentwickelte Versorgungsforschung. Dabei muss Adipositas auch in Deutschland zu einem Forschungsgebiet mit höchster Priorität gemacht und auf mehreren Ebenen unterstützt werden, da das Thema eine weit größere Aufmerksamkeit erfordert als ihm gegenwärtig zukommt.

Zusammenfassend zeigen die Untersuchungsergebnisse, dass Übergewicht und Adipositas im Kindes- und Jugendalter nicht nur unter Individualaspekten Einzelner betrachtet werden kann, sondern als gesamtgesellschaftliche Aufgabe. Sicher, die daraus resultierenden Herausforderungen sind neu. Aber sie stellen unsere Gesellschaft auch nur vor Aufgaben, wie sie jede Generation auf eine andere Weise erlebt und im Allgemeinen meistert.

6.2 Ausblick

In keinem anderen Wirtschaftszweig ist die Ressourcenverteilung so detailliert über Gesetze und Verordnungen gesteuert wie im Gesundheitswesen. So sollte die Politik eigentlich mit ihren Gesundheitsreformen die Anpassungen an sich verändernde Bedingungen vornehmen. Allerdings begünstigte die Entwicklung der Gesundheitspolitik in den letzen Jahren sogar noch eine deutliche Verstärkung der sozialen Ungleichheit von Zugangschancen zur gesundheitlichen Versorgung. In diesem Zusammenhang stellt die Prävention von Übergewicht und Adipositas im Kindes- und Jugendalter heute eine der bedeutendsten gesundheitspolitischen Herausforderungen im Rahmen der allgemeinen Gesundheitsförderung dar (Vgl. Kunze, 2005, S. 403 ff.).

Betrachtet man die Prävalenzzahlen von übergewichtigen und adipösen Kindern wird deutlich, dass auf allen Ebenen enormer Handlungsbedarf besteht. So sind Gesellschaft, Politik, Wirtschaft, Wissenschaft, Medizin, Organisationen und Verbände, Medien und das Gesundheitssystem in der Pflicht, durch vorhandenes Wissen konkrete Präventions- und Behandlungskonzepte zu realisieren. Denn trotz zahlreicher medizinischer und wissenschaftlicher Fortschritte bleiben langfristig wirksame und kosteneffektive Präventions- und Behandlungsmethoden bis heute aus (Vgl. Holzapfel, Hauner, 2013, S. 393). In diesem Kontext sind dringend Lösungen notwendig, die seitens der Politik veranlasst und sektorenübergreifend angelegt sind. Politische Aktivitäten haben in diesem Zusammenhang jedoch Vor- und Nachteile. Zum einen haben sie den großen Vorteil, dass sie systematisch unter Einbezug der Umweltfaktoren auf die Gesamtbevölkerung abzielen, zum anderen sind sie aufgrund einflussreicher Verbände schwierig zu realisieren.

Desweiteren ist es unabdingbar kulturelle und soziale Bedingungen mit einzubeziehen, denn nur so kann die Umwelt so ausgerichtet werden, dass den Betroffenen ein gesundheitsförderlicher Lebensstil erleichtert wird. Politik so wie die gesellschaftlichen Akteure müssen hierfür Rahmenbedingungen dahingehend verändern, dass diese im Einklang mit der Verantwortung des Individuums stehen. Hierzu gehören z. B. die Werbung für Lebensmittel, die Lebensmittelkennzeichnung oder ein gesünderes Angebot für „fast food" (Vgl. Gortmaker et al., 2011, S. 383 ff.; Swinburn et al., 2011, S 804 ff.).

Es muss Aufgabe der Politik sein, die Voraussetzungen zu verbessern, damit die Prävention in der Gesellschaft gefördert wird und voran kommt. Übergewicht und Adipositas bei Kindern und Jugendlichen darf nicht weiter gesundheitspolitisch vernachlässigt werden. Der Staat muss im

Rahmen seiner Fürsorgepflicht seine bedeutende hoheitspolitische Dimension erkennen und die erforderlichen Maßnahmen umsetzen. Auf den Verlauf und den Ausgang des in der Einleitung beschriebenen Films „Auch dicke haben eine Seele" kann kein Einfluss mehr genommen werden, da dieser bereits verfilmt ist. Mit dem Übergewicht und der Adipositas bei Kindern und Jugendlichen verhält es sich allerdings anders, dieser Verlauf kann durch aktives Handeln in der Gegenwart beeinflusst werden.

Literaturverzeichnis

Adipositasverband Deutschland e.V. (2013)
   Adipositas und Übergewicht im Kindes- und Jugendalter (WWW-Seite, Stand
   01.12.2013) Internet: http://www.adipositas-verband-deutschland.de/ursachen-der-
   adipositas/adipositas-im-kinder-jugendalter.html (Zugriff: 01.12.2013, 17.34MEZ).

Arenz, S., von Kries, R. (2005).
   Protective Effect of Breastfeeding Against Obesity in Childhood. Can a meta-analysis of
   observational studies help to validate the hypothesis? Adv Exp Med Biol. Vol. 569,
   2005, P. 40-48.

Barlow, S., E., Dietz, W., H. (1998).
   Obesity Evaluation and Treatment: Expert Committee Recommendations. Pediatrics,
   102 (3), P.1-11.

Benecke, A., Vogel, H. (2003).
   Übergewicht und Adipositas. In: Robert Koch-Institut (Hrsg.). Gesundheitsberichterstattung des Bundes, Heft 14, Berlin.

Becker, S., Zipfel, S. (2013).
   Adipositas und Binge-Eating. In: Batra, A., Wassmann, R., Buchkremer, G. (Hrsg.).
   Verhaltenstherapie. Grundlagen – Methoden – Anwendungsgebiete. 4. Auflage, Stutt-
   gart: George Thieme Verlag KG, S. 269- 274.

Branca, F., Nikogosian, H., Lobstein, T. (2007).
   The challenge of obesity in the WHO European Region and the strategies for response.
   Summery (WWW-Seite, Stand 2013) Internet:
   http://www.euro.who.int/__data/assets/pdf_file/0008/98243/E89858.pdf (Zugriff:
   15.11.2013, 16.20MEZ).

Breitfelder, A., Wenig, C., M., Wolfenstetter, S., B., Rzehak, P., Menn, P., John, J., Leidl, R.,
Bauer, C., P., Koletzko, S., Röder, S., Herbarth, O., von Berg, A., Berdel, D., Krämer, U.,
Schaaf, B., Wichmann, H., E., Heinrich, J. (2011).
   The GINI-plus, LISA-plus Study Groups. Relative weight-related costs of healthcare use
   by children – Results from the two German birth cohorts, GINI-plus and LISA-plus. Eco-
   nomics and Human Biology, 9, P. 302–315.

BMBF [=Bundesministerium für Bildung und Forschung]. (2013).
   Von Haus aus dick? Wie Eltern das Gewicht ihrer Kinder beeinflussen - Nicht nur fal-
   sche Ernährung und zu wenig Bewegung sind Ursachen für Übergewicht (WWW-Seite,
   Stand 16.12.2013) Internet: http://www.gesundheitsforschung-bmbf.de/de/von-haus-
   aus-dick.php (Zugriff: 17.11.2013, 15.40MEZ).

Böhler, T. (2005).
   Gesundheitsökonomische Betrachtung und Finanzierung der Prävention und Therapie.
   In: Adipositas bei Kindern und Jugendlichen. Grundlagen und Kritik. Berlin, Heidelberg,
   New York: Springer Verlag, S. 389-396.

Bös, K., Opper, E., Woll, A. (2002).
   Fitness in der Grundschule. Haltung und Bewegung, 22 (4), S. 5-20.

BZgA [=Bundeszentrale für gesundheitliche Aufklärung]. (o.J.).
   Body Mass Index. Definition von Übergewicht und Adipositas mittels Body Mass Index
   (WWW-Seite, Stand o.J.) Internet: http://www.bzga-
   kinderuebergewicht.de/adipo_mtp/grundlagen/bmi.htm (Zugriff: 13.11.2013, 23.20MEZ).

Czerwinski-Mast, M., Danielzik, S., Asbeck, I., Langnäse, K., Spethmann, C., Müller, M., J., (2003).
Kieler Adipositaspräventionsstudie (KOPS). Konzept und erste Ergebnisse der Vierjahres-Nachuntersuchungen. In: Bundesgesundheitsblatt, 46, Springer, S. 727-731.

Dewey, K., G. (2003).
Is breastfeeding protective against child obesity? J Hum Lact 19, P. 9-18.

Drummond, M., F., Sculpher, M., J., Torrance, G., W., O´Brien, B., J., Stoddart, G., L. (2005).
Methods for the Economic Evaluation of Health Care Programmes. Third Edition. New York: Oxford University Press.

Dyer, A., S., Blomeyer, D., Laucht, M., Schmidt, M., H. (2007).
Psychische Folgen des Übergewichts im Grundschulalter. In: Kindheit und Entwicklung, Volume 16, Number 3, Hogrefe Verlag, S. 190-197.

Ebbeling, C., A., Pawlak, D., B., Ludwig, D., S. (2002).
Childhood obesity: public-health crisis, common sense cure. Lancet 360, P. 473–482.

Furtado, E., F., Laucht, M., Schmidt, M., H. (2002).
Psychische Auffälligkeiten von Kindern alkoholkranker Väter. In: Zeitschrift für Kinder- und Jugendpsychiatrie und Psychotherapie, Volume 30, Number 4, Verlag Hans Huber, S. 241-250.

Freedman, D., S., Kettell Khan, L., Dietz, W., H., Srinivasan, S., R., Berenson, G., S. (2001).
Relationship of Childhood Obesity to Coronary Heart Disease Risk Factors in Adulthood: The Bogalusa Heart Study. Pediatrics 2001, 108 (3), P. 712-718.

Fröschl, B., Haas, S., Wirl, C. (2009).
Prävention von Adipositas bei Kindern und Jugendlichen (Verhalten- und Verhältnisprävention). Köln: Deutsches Institut für Medizinische Dokumentation und Information.

Gortmaker, S., L., Swinburn, B., A., Levy, D., Carter, R., Mabry, P., L., Finegood, D., T., Huang, T., T., Marsh, T., Moodie, M. (2011).
Changing the future of obesity: science, policy, and action. Lancet, 378, P. 838–847.

Hebebrand, J., Bös, K. (2005).
Umgebungsfaktoren – Körperliche Aktivität. In: Adipositas bei Kindern und Jugendlichen. Grundlagen und Kritik. Berlin, Heidelberg, New York: Springer Verlag, S. 51-60.

Hebebrand, J., Kiess, W., Zwiauer, K., Wabitsch, M. (2005).
Grundsätzliche Überlegungen zu Grenzen und Möglichkeiten der Therapie. In: Adipositas bei Kindern und Jugendlichen. Grundlagen und Kritik. Berlin, Heidelberg, New York: Springer Verlag, S. 292-296.

Hebebrand, J., Wermter, A., K., Hinney, A. (2005).
Genetik und Gen-Umwelt-Interaktionen. In: Adipositas bei Kindern und Jugendlichen. Grundlagen und Kritik. Berlin, Heidelberg, New York: Springer Verlag, S. 28-36.

Holzapfel, C., Hauner, H. (2013).
Adipositas im Umfeld von Gesundheitspolitik und Forschung. In: Wirth, A., Hauner, H. (Hrsg.). Adipositas, 4. Auflage. Berlin: Springer Verlag, S. 389-399.

Institute of Medicine. (2010).
Bridging the evidence gap in obesity prevention: a framework to inform decision making. The National Academy Press, Washington, DC.

John, J., Wolfenstetter, S., B., Wenig, C., M. (2012).
    An economic perspective on childhood obesity: Recent findings on cost-of-illness and cost-effectiveness of interventions. Nutrition (28), P. 829-839.

Kommission der Europäischen Gemeinschaften. (2005).
    Grünbuch "Förderung gesunder Ernährung und körperlicher Bewegung: eine europäische Dimension zur Verhinderung von Übergewicht, Adipositas und chronischen Krankheiten". (WWW-Seite, Stand 08.12.2005) Internet: http://eurlex.europa.eu/LexUriServ/site/de/com/2005/com2005_0637de01.pdf (Zugriff: 18.12.2013, 09.44MEZ).

Kromeyer-Hauschild, K., Wabitsch, M., Kunze, D., Geller, F., Geiß, H., C., Hesse, V., von Hippel, A., Jaeger, U., Johnsen, D., Kote, W., W., K., Müller, G., Müller, J., M., Niemann-Pilatus, A., Ziegler, A., Hebebrand, J. (2001).
    Perzentile für den Body-mass-Index für das Kindes- und Jugendalter unter Heranziehung verschiedener deutscher Stichproben. Monatsschrift Kinderheilkunde 2001; 149(8), S. 807-818.

Kronmeyer-Hauschild, K. (2005).
    Definition, Anthropometrie und deutsche Referenzwerte für BMI. In: Adipositas bei Kindern und Jugendlichen. Grundlagen und Kritik. Berlin, Heidelberg, New York: Springer Verlag, S. 3-15.

Kunze, D. (2005).
    Gesundheitspolitische Möglichkeiten und Verantwortung. In: Adipositas bei Kindern und Jugendlichen. Grundlagen und Kritik. Berlin, Heidelberg, New York: Springer Verlag, S. 402-405.

Kurth, B., M. (2012).
    Erste Ergebnisse aus der „Studie zur Gesundheit Erwachsener in Deutschland" (DEGS). In: Bundesgesundheitsblatt, 55, Springer, S. 980-990.

Kurth, B., M., Schaffrath Rosario, A. (2007).
    Die Verbreitung von Übergewicht und Adipositas bei Kindern und Jugendlichen in Deutschland. Ergebnisse des bundesweiten Kinder- und Jugendgesundheitssurveys (KiGGs). In: Bundesgesundheitsblatt, Volume 50, issue 5-6, Springer, S. 736-743.

Lampert, T., Kroll, L., E., von der Lippe, E., Müters, S., Stolzenberg, H. (2013).
    Sozioökonomischer Status und Gesundheit. Ergebnisse der Studie zur Gesundheit Erwachsener in Deutschland (DEGS1). In: Bundesgesundheitsblatt, 56, Springer, S. 814-821.

Langguth, S. (2011).
    Übergewicht und Adipositas bei Kindern und Jugendlichen. In: Zwick, M., M., Deuschle, J., Renn, O. (Hrsg.). Übergewicht und Adipositas bei Kindern und Jugendlichen. Wiesbaden: Springer, S. 293-297.

Lauterbach, K., Westenhofer, J., Wirth, A. (1998).
    Evidenz-basierte Leitlinie zur Behandlung der Adipositas in Deutschland. Otto Hauser, Köln

Mensik, G., B., M., Schienkiewitz, A., Haftenberger, M., Lampert, M., Ziese, T., Scheidt-Nave, C. (2013).
    Übergewicht und Adipositas in Deutschland. Ergebnisse der Studie zur Gesundheit Erwachsener in Deutschland (DEGS1). In: Bundesgesundheitsblatt, 56, Springer, S. 786-794.

Monteiro, C., A., Moura, E., C., Conde, W., L., Popkin, B., M. (2004).
Socioeconomic status and obesity in adult populations of developing countries: a review. Bulletin of the World Health Organization, 2004, 82, P. 940-946.

Mühlbacher, A., Bethge, S., Gräber, S. (2011).
Gesundheitsökonomische Betrachtung der Adipositas. Innovationszentrum Technologien für Gesundheit und Ernährung (IGE) (Herausgeber), 2011-02.

Müller, M., Danielzik, S., Spethmann, C., Dilba, B., Czerwinski-Mast, M. (2005).
Prävention von Übergewicht bei Kindern und Jugendlichen. In: Adipositas bei Kindern und Jugendlichen. Grundlagen und Kritik. Berlin, Heidelberg, New York: Springer Verlag, S. 375-387.

Oberle, D., Toschke, A., M., von Kries, R., Koletzko, B. (2003).
Metabolische Prägung durch frühkindliche Ernährung: Schützt Stillen gegen Adipositas? In: Monatsschrift Kinderheilkunde, Volume 151, Issue 1 Supplement, Springer, S. 58-64.

OECD [=Organisation for Economic Cooperation and Development]. (2012)
Health at a Glance: Europe 2010. (WWW-Seite, Stand 2012.) Internet: http://www.oecd.org/els/health-systems/HealthAtAGlanceEurope2012.pdf (Zugriff: 16.11.2013, 10.12MEZ).

Ong, K., K., Ahmed, M., L., Emmett, P., M., Preece, M., A., Dunger, D., B. (2000).
Association between postnatal catch up-growth and obesity in childhood: prospective cohort study. BMJ 320. P. 967-971.

Plachta-Danielzik, S., Müller, M., J. (2013).
Prävention. In: Wirth, A., Hauner, H. (Hrsg.). Adipositas, 4. Auflage. Berlin: Springer Verlag, S. 121-138..

Reinehr, T. (2005).
Übersicht über konventionelle Therapiemöglichkeiten. In: Adipositas bei Kindern und Jugendlichen. Grundlagen und Kritik. Berlin, Heidelberg, New York: Springer Verlag, S. 301-314.

Reinehr, T. (2007).
Medizinische Hintergrunde. In: Bewegungsmangel und Fehlernährung bei Kindern und Jugendlichen. Prävention und interdisziplinäre Therapieansätze bei Übergewicht und Adipositas. Köln: Deutscher Ärzteverlag, S. 3-20.

Reilly, J., J., Jackson, D., M., Montgomery, C., Kelley, L., A., Slater, C., Grant, S., Paton, J., Y. (2004).
Total energy expenditure and physical activity in young Scottish children: mixed longitudinal study. Lancet 363: P. 211-212.

RKI [=Robert-Koch-Institut]. (2008).
Kinder- und Jugendgesundheitssurvey (KiGGS) 2003 – 2006: Kinder und Jugendliche mit Migrationshintergrund in Deutschland. Beiträge zur Gesundheitsberichterstattung des Bundes. Berlin.

RKI [=Robert-Koch-Institut]. (2012).
Übergewicht und Adipositas. Kapitel aus dem "Beitrag zur Gesundheitsberichterstattung des Bundes: Daten und Fakten: Ergebnisse der Studie »Gesundheit in Deutschland aktuell 2010« (GEDA). Herausgeber: RKI 2012.

RKI [=Robert-Koch-Institut] / BZgA [=Bundeszentrale für gesundheitliche Aufklärung]. (2008): Erkennen - Bewerten - Handeln: Zur Gesundheit von Kindern und Jugendlichen in Deutschland. Berlin

Sassi, F. (2010).
Obesity and the Economics of Prevention: Fit not Fat, OECD Publishing, Paris.

Schorb, F., Helmert, U. (2011).
Kritische Betrachtung zur Verwendung des Body-Mass-Index und der Gewichtsklassifizierung bei Minderjährigen. In: Zwick, M., M., Deuschle, J., Renn, O. (Hrsg.). Übergewicht und Adipositas bei Kindern und Jugendlichen. Wiesbaden: Springer, S. 31-48.

Stratmann, D., Wabitsch, M., Leidl, R. (2000).
Adipositas im Kindes und Jugendalter. Ansätze zur ökonomischen Analyse. In: Monatsschrift Kinderheilkunde, Volume 148, Issue 8, S. 786-792.

Stunkard, A., J., Harris, J., R., Pedersen, N., L., McClearn, G., E. (1990).
The body-mass index of twins who have been reared apart. The New England Journal of Medicine, 322 (21), P. 1483-1487.

Swinburn, B., A., Sacks, G., Hall, K., D., McPherson, K., Finegood, D., T., Moodie, M., L., Gortmaker, S., L. (2011).
The global obesity pandemic: shaped by global drivers and local environments. Lancet, 378, P. 804–814.

Toschke, A.,M., Montgomery, S., M., Pfeiffer, U., von Kries, R. (2003).
Early intrauterine exposure to tobacco-inhaled products and obesity. Am J Epidemiol 158. P. 1068–1074.

von Kries, R. (2005).
Epidemiologie. In: Adipositas bei Kindern und Jugendlichen. Grundlagen und Kritik. Berlin, Heidelberg, New York: Springer Verlag, S. 17-23.

von Kries, R., Beyerlein, A., Müller, M. J., Heinrich, J., Landsberg, B., Bolte, G., Chmitorz, A., Plachta-Danielzik, S. (2012).
Different age-specific incidence and remission rates in pre-school and primary school suggest need for targeted obesity prevention in childhood. International Journal of Obesity, 36, P. 505-510.

Wabitsch, M., Hebebrand, J., Kiess, W., Zwiauer, K. (2005).
Adipositas bei Kindern und Jugendlichen. Grundlagen und Klinik, 4. Auflage. Berlin: Springer Verlag.

Wabitsch, M., Kunze, D., Keller, E., Kiess, W., Kromeyer-Hausschild, K. (2004).
Adipositas bei Kindern und Jugendlichen in Deutschland. Deutliche und anhaltende Zunahme der Prävalenz – Aufruf zum Handeln. In: Umwelt- und Verbraucherschutzamt, Stadt Köln in Zusammenarbeit mit Köln Agenda e.V. und Agenda Themenkreis Bildung und Wissenschaft (Hrsg.). Ernährung zwischen Frust und Lust. Köln: Karl Fries Buch- und Offsetdruck GmbH & Co. KG, S. 35-42.

Wabitsch, M., Kiess, W,. Neef, M., Reinehr, T. (2013).
Adipositas bei Kindern und Jugendlichen. In: Wirth, A., Hauner, H. (Hrsg.). Adipositas, 4. Auflage. Berlin: Springer Verlag, S. 367-388.

Wabitsch, M., Kunze, D. (2012).
Leitlinien der Arbeitsgemeinschaft Adipositas im Kindes- und Jugendalter (AGA) (WWW-Seite, Stand: 2012). Internet: http://www.adipositas-gesellschaft.de/fileadmin/PDF/Leitlinien/AGA_S2_Leitlinie.pdf (Zugriff: 12.11.2013, 20.48MEZ).

Wang, Y., Lobstein, T. (2006).
Worldwide Trends in Childhood Overweight and Obesity, International Journal of Pediatric Obesity, Volume 1, Issue 1, P. 11-25.

Warschburger, P. (2008)
Psychosoziale Faktoren der Adipositas in Kindheit und Adoleszenz. In: Herpertz, S., de Zwaan, M., Zipfel, S. (Hrsg.). Handbuch Essstörungen und Adipositas, Heidelberg: Springer Verlag.

Wenig, C., M., Knopf, H., Menn, P. (2011).
Juvenile obesity and its association with utilisation and costs of pharmaceuticals – results from the KiGGS study. (WWW-Seite, Stand: 2013). Internet: http://www.biomedcentral.com/1472-6963/11/340 (Zugriff: 15.12.2013, 14.12MEZ).

Wenig, C., M. (2012).
The impact of BMI on direct costs in children and adolescents: empirical findings for the German healthcare system based on the KiGGS-study. In: The European journal of health economics, 13, P. 39–50.

WHO [=World Health Organisation]. (2000).
Obesity: preventing and managing the global epidemic Report of a WHO Consultation (WHO Technical Report Series 894). (WWW-Seite, Stand: 2013). Internet: http://whqlibdoc.who.int/trs/WHO_TRS_894.pdf (Zugriff: 12.12.2013, 16.13MEZ).

WHO [=World Health Organisation]. (2005).
Adipositas: Eine Herausforderung für die Europäische Region der WHO (Faktenblatt EURO, 2005. 13.). (WWW-Seite, Stand: 12.09.2005). Internet: http://whqlibdoc.who.int/trs/WHO_TRS_894.pdf (Zugriff: 18.12.2013, 10.02MEZ).

WHO [=World Health Organisation]. (2013a).
Obesity and overweight (WWW-Seite, Stand: März 2013). Internet: http://www.who.int/mediacentre/factsheets/fs311/en/index.html (Zugriff: 12.11.2013, 20.13MEZ).

WHO [=World Health Organisation]. (2013b).
BMI classification (WWW-Seite, Stand 03.12.2013). Internet: http://apps.who.int/bmi/index.jsp?introPage=intro_3.html (Zugriff: 04.12.2013, 23.26MEZ).

WHO [=World Health Organisation]. (2013c).
Obesity (WWW-Seite, Stand Jahr 2013). Internet: http://www.euro.who.int/en/health-topics/noncommunicable-diseases/obesity/obesity# (Zugriff: 05.12.2013, 18.45MEZ).

Withrow, D., Alter, D., A. (2011).
The economic burden of obesity worldwide: A systematic review of the direct costs of obesity. Obesity Reviews, 12, P. 131–141.

Winkler, S., Hebestreit, A., Ahrens, W. (2012).
Körperliche Aktivität und Adipositas. In: Bundesgesundheitsblatt, 55, Springer, S. 24-34.

Wirth, A., Holle, R., Teuner, C. (2013).
Epidemiologie. In: Wirth, A., Hauner, H. (Hrsg.). Adipositas, 4. Auflage. Berlin: Springer Verlag, S. 25-119.

Wunsch, R., de Sousa, G., Reinehr, T. (2005).
Intima-media thickness in obesity: relation to hypertension and dyslipididaemia. Archives of Disease in Childhood, 2005, 90 (10), P. 1096-1099.

Yu, Z., B., Han, S., P., Zhu, G., Z., Zhu, C., Wang, X., J., Cao, X., G., Guo, X., R. (2011).
Birth weight and subsequent risk of obesity: a systematic review and meta-analysis. Volume 12, Issue 7, P. 525-543.

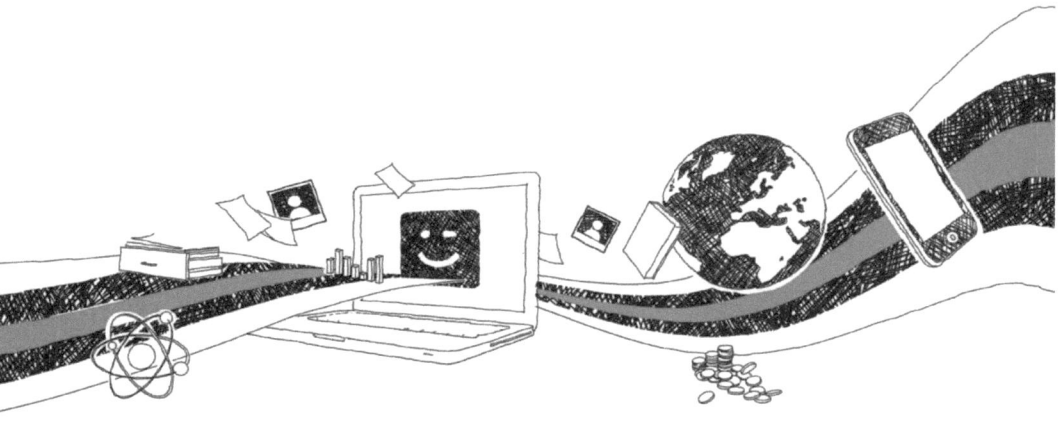
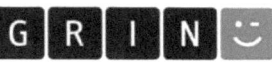